LA GUIDA COMPLETA ALLA DIETA KETO PER LE DONNE 2021/22

Il primo libro di cucina sulla dieta chetogenica completamente creato per le donne, perdere peso in un modo specifico, tutte le ricette di questo libro sono progettate specificamente per un pubblico femminile, ricette facili e veloci da preparare consigliate per i principianti.

**Gianni Stefanelli**

GIANNI STEFANELLI

LA GUIDA COMPLETA ALLA DIETA KETO PER LE DONNE 2021/22

Il primo libro di cucina sulla dieta chetogenica completamente creato per le donne, perdere peso in un modo specifico, tutte le ricette di questo libro sono progettate specificamente per un pubblico femminile, ricette facili e veloci da preparare consigliate per i principianti.

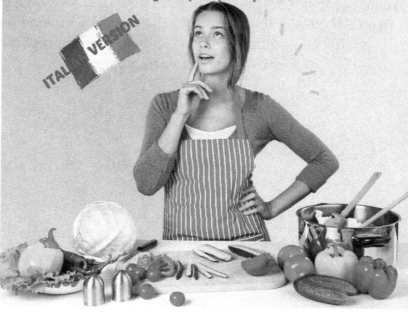

Sommario

Inoltre, la trasmissione, la duplicazione o la riproduzione di uno dei seguenti lavori, comprese informazioni specifiche, saranno considerati un atto illegale indipendentemente dal fatto che sia fatto elettronicamente o in stampa. Ciò si estende alla creazione di una copia secondaria o terziaria dell'opera o di una copia registrata ed è consentita solo con il consenso scritto espresso dell'editore. Tutto i diritti aggiuntivi sono riservati.

Le informazioni nelle pagine seguenti sono ampiamente considerate un resoconto veritiero e accurato dei fatti e, in quanto tali, qualsiasi disattenzione o uso improprio delle informazioni in questione da parte del lettore renderà tutte le azioni risultanti esclusivamente sotto la loro responsabilità. Non ci sono scenari in cui l'editore o l'autore originale di quest'opera possa essere in alcun modo ritenuto responsabile per eventuali difficoltà o danni che potrebbero accadere dopo aver intrapreso le informazioni descritte nel presente documento.

Inoltre, le informazioni nelle pagine seguenti sono destinate solo a scopi informativi e dovrebbero quindi essere coniate come universali. Come si addice alla sua natura, viene presentato senza garanzie per quanto riguarda la sua validità prolungata o la qualità provvisoria. I marchi menzionati sono fatti senza consenso scritto e non possono in alcun modo essere considerati un'approvazione da parte del titolare del marchio.

☆ *55% OFF for BookStore NOW at $ 30,95 instead of $ 41,95!* ☆

The first ketogenic diet dedicated entirely to

the female sex, from breakfast to dessert,

choose from the many recipes and build your

own Daily Diet.

Buy is NOW and let your Customers get addicted to this amazing book!

Introduzione

A volte succede che le donne sopra i 40 anni fanno fatica a perdere peso anche con la dieta chetogenica, nonostante stiano facendo del loro meglio per raggiungere il loro obiettivo.

Prima di tutto, è importante sapere che più si invecchia, più può essere complicato raggiungere il proprio obiettivo, che sia lo sviluppo della massa muscolare o la perdita di peso.

Proprio per questo motivo, abbiamo deciso di creare una serie di ricette e consigli utili per questo caso specifico e quindi sia per le donne over 40 ma anche per tutte le altre età che hanno l'obiettivo di perdere peso con la dieta chetogenica ma fanno un po' fatica.

Infine, è importante ricordare sempre che l'obiettivo di tutti noi deve essere il progresso e non la perfezione.

Non è necessario, anche se è certamente meglio, seguire tutti i consigli contemporaneamente e immediatamente.

Limitiamoci a fare del nostro meglio.

Non esagerare con le proteine.

Le proteine nella dieta chetogenica in generale, ma ancora di più nella perdita di peso, devono essere adeguate e quindi moderate e mai eccessive.

Per le donne è molto facile consumare troppe proteine, perché se consumano la stessa quantità di carne del loro compagno, ne stanno mangiando troppe.

Per quanto riguarda la quantità di proteine giornaliera, è impossibile definire con certezza una legge assoluta che metta d'accordo tutti gli esperti (come in tutte le cose).

È anche vero, però, che ci sono regole che sono molto vicine alla realtà delle cose.

Come regola generale, secondo il tuo obiettivo, possiamo considerare quanto segue:

- ✓ mantenimento = peso corporeo x 1,1 g
- ✓ crescita muscolare = peso corporeo x 1,3 g
- ✓ dimagrimento = massa magra x 1,1 g
- ✓ se non sai cosa fare usa la regola generale = peso corporeo x 0,8 g

Questo non significa assolutamente che dobbiamo contare i grammi di proteine ad ogni pasto, ma sicuramente può essere utile per averne una maggiore consapevolezza.

In questo ricettario che ho preparato per te, ho voluto includere una serie di ricette facili e veloci da preparare, dalla colazione al dessert. Quello che devi fare è scegliere un pasto per ogni piatto e costruire la tua scheda alimentare quotidiana...

Non essere troppo severa con te stessa, fai del tuo meglio e vedrai che i risultati arriveranno.

INIZIAMO!!

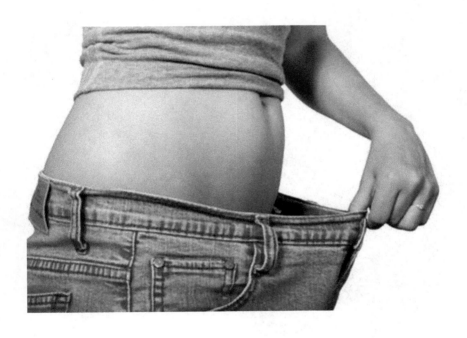

PRIMA COLAZIONE

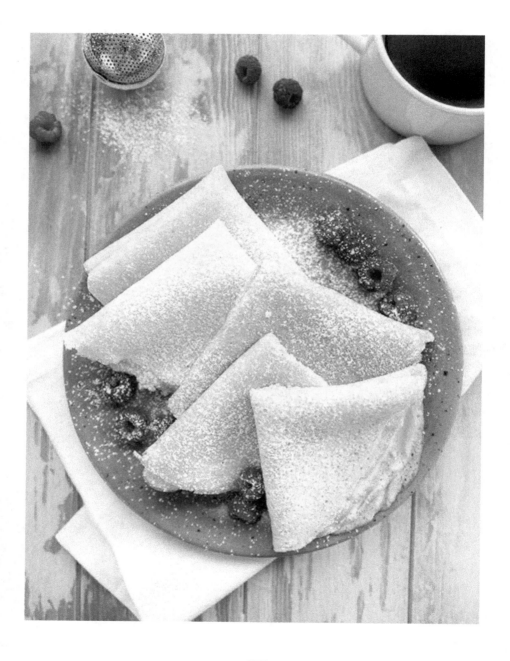

Bistecca e Uova

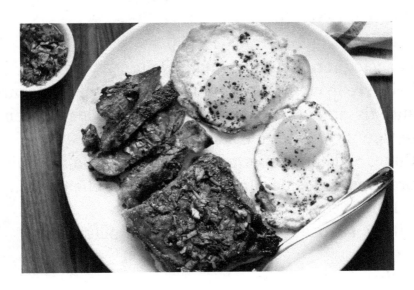

Porzioni: 4
Tempo di preparazione: 10 min

INGREDIENTI:

3 uova
1 cucchiaio di burro
4 once di controfiletto
1/4 di avocado
Pepe
sale

DESCRIZIONE:

Fai sciogliere il burro nella padella.
Friggere le uova fino a quando gli albumi non sono
stati fissati e il tuorlo è pronto secondo le preferenze
desiderate. Conditele con pepe e sale.
Cuocere il controfiletto in un'altra padella fino alla
preferenza desiderata. Tagliate a listarelle e condite
con pepe e sale.
Affetta l'avocado e aggiungilo al tuo piatto.

Valore nutritivo:
**46 g di proteine. 28 g di grassi. 5 g di
carboidrati netti.**
512 calorie.

Deliziosi Biscotti Alle Erbe

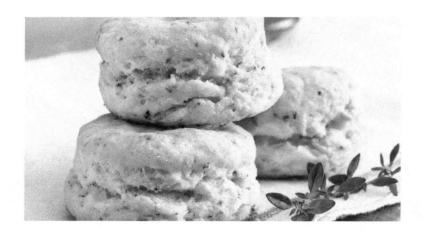

Porzioni: 2
Tempo di preparazione: 30 minuti

INGREDIENTI:

6 cucchiai di olio di cocco
6 cucchiai di farina di cocco
2 spicchi d'aglio, tritati
¼ tazza di cipolla gialla, tritata
2 uova
Sale e pepe nero qb
1 cucchiaio di prezzemolo tritato
2 cucchiai di latte di cocco

½ cucchiaino di aceto di mele
¼ di cucchiaino di bicarbonato di sodio

DESCRIZIONE:

In una ciotola mescolate la farina di cocco con le
uova, l'olio, l'aglio, la cipolla, il latte di cocco, il
prezzemolo, il sale e il pepe e mescolate bene.
In una ciotola, mescolate l'aceto con il bicarbonato di
sodio, mescolate bene e aggiungete alla pastella.
Versare un cucchiaio di questa pastella su teglie
foderate e formare dei cerchi.
Infornate a 360 gradi e infornate per 15 minuti.
Servi questi biscotti a colazione.

Valore nutritivo:
calorie 145, grassi 8, fibre 2,8, carboidrati 10,
proteine 12

Frullato Rinfrescante per la Colazione

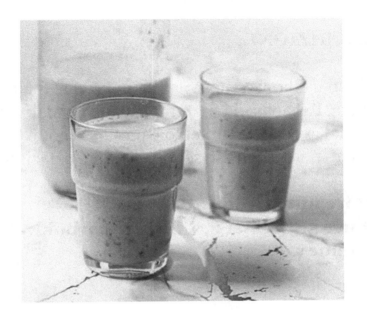

Porzioni: 4
Tempo di preparazione: 5 minuti

INGREDIENTI:

1 tazza di foglie di lattuga
4 tazze d'acqua
2 cucchiai di foglie di prezzemolo
1 cucchiaio di zenzero, grattugiato
1 cucchiaio di sterzata

1 tazza di cetriolo, affettato
½ avocado, snocciolato e sbucciato
½ tazza di kiwi, sbucciato e affettato
1/3 di tazza di ananas, tritato

DESCRIZIONE:

Nel tuo frullatore, mescola l'acqua con le foglie di
lattuga, l'ananas, il prezzemolo, il cetriolo, lo zenzero,
il kiwi, l'avocado e lo sterzo e mescola molto bene.
Versare nei bicchieri e servire per una colazione keto.

Valore nutritivo:
calorie 58, grassi 2,7, fibre 3, carboidrati 3,
proteine 1

Uova Strapazzate Di Ricotta

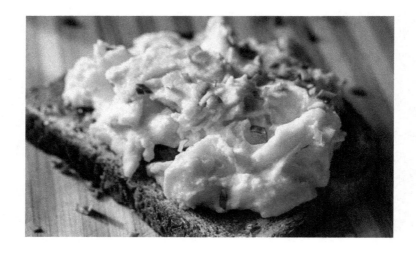

Porzioni: 4
Tempo di preparazione: 10 min

INGREDIENTI:

2 uova
150 g di ricotta al 2% di grassi
50 g di Salame Secco Italiano
1 cucchiaino di rosmarino
1 cucchiaio di olio d'oliva
Pepe
sale

DESCRIZIONE:

Taglia il salame a cubetti più piccoli. Friggerle insieme in una padella piccola usando l'olio d'oliva. Durante la frittura, sbatti le uova, aggiungi pepe, rosmarino e sale.

Aggiungi la tua ricotta al composto di uova, mescola bene per rompere eventuali grumi.

Aggiungere il composto di uova e ricotta nella padella e cuocere per circa 5 minuti fino a cottura ultimata.

Valore nutritivo:
26 g di proteine. 43 g di grassi. 7 g di carboidrati. 588 calorie.

Insalata di Tonno a colazione

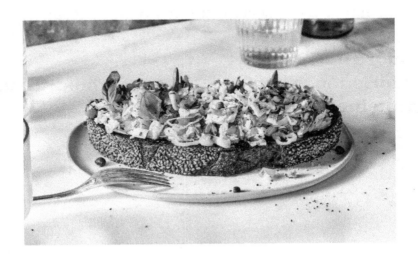

Porzioni: 2
Tempo di preparazione: 10 minuti

INGREDIENTI:

2 cucchiai di panna acida
12 once di tonno in olio d'oliva
4 porri, tritati finemente
Sale e pepe nero qb
Un pizzico di peperoncino in scaglie
1 cucchiaio di capperi
8 cucchiai di maionese fatta in casa

DESCRIZIONE:

In un'insalatiera, mescolare il tonno con capperi, sale, pepe, porri, peperoncino, panna acida e maionese. Mescolate bene e servite con del pane croccante.

Valore nutritivo:
calorie 166, grassi 2,9, fibra 1, carboidrati 2, proteine 6

Frullato in Coccio

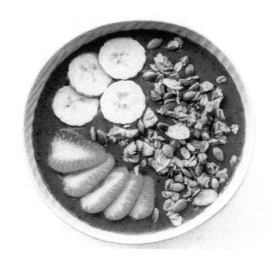

Porzioni: 4
Tempo di preparazione: 5 minuti

INGREDIENTI:

2 cubetti di ghiaccio
1 cucchiaio di olio di cocco
2 cucchiai di panna
1 tazza di spinaci
½ tazza di latte di mandorle
1 cucchiaino di proteine in polvere
4 lamponi
1 cucchiaio di cocco, sminuzzato
4 noci

1 cucchiaino di semi di chia

DESCRIZIONE:

Nel tuo frullatore, mescola il latte con gli spinaci, la panna, il ghiaccio, le proteine in polvere e l'olio di cocco, mescola bene e trasferisci in una ciotola. Completa la tua ciotola con lamponi, cocco, noci e semi di chia e servi.

Valore nutritivo:
calorie 465, grassi 39, fibre 4, carboidrati 4, proteine 35

Nuvole di uova

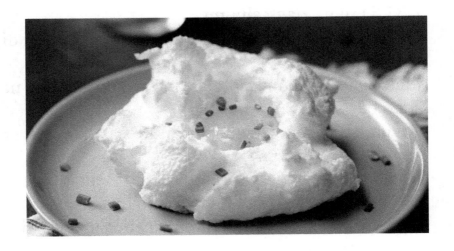

Porzioni: 4
Tempo di preparazione: 15 min

INGREDIENTI:

4 uova grandi
2 fette di pancetta
2 cucchiai di parmigiano
Pepe
sale
Cipolla in polvere
Polvere d'aglio

DESCRIZIONE:

Dividi i tuorli dagli albumi.
Tagliare la pancetta e cuocere per alcuni pezzetti di pancetta.
Metti le uova in una ciotola e poi montale finché non sono ben sode.
Tagliare il parmigiano negli albumi e poi aggiungere i pezzetti di pancetta.
Dividi l'albume in quattro mucchietti separati su carta pergamena o su un tappetino in silicone.
Cuocere gli albumi per 5 minuti a circa 350 gradi finché non si saranno solidificati.
Metti il tuorlo d'uovo in ciascuno dei tuoi tumuli.
Cuocere gli albumi fino a dorarli.

Valore nutritivo:
8 g di proteine. 9 g di grasso. 3 gr di Carb.
99 calorie.

Omelette classica occidentale

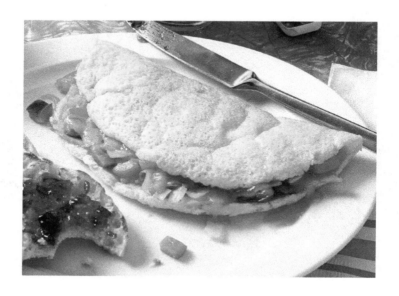

Porzioni: 1
Tempo di preparazione: 5 minuti

INGREDIENTI:

2 cucchiaini di olio di cocco
3 uova grandi, sbattute
1 cucchiaio di panna
Sale e pepe
¼ di tazza di peperone verde a dadini
¼ di tazza di cipolla gialla tagliata a dadini
¼ tazza di prosciutto a dadini

DESCRIZIONE:

Sbatti insieme le uova la panna, il sale e il pepe in una piccola ciotola.

Scalda 1 cucchiaino di olio di cocco in una padella a fuoco medio.

Aggiungere e rosolare i peperoni, le cipolle e il prosciutto per qualche minuto.

Versare il composto ottenuto in una ciotola e riscaldare la padella con il resto dell'olio.

Mettere le uova sbattute e cuocere fino a quando il fondo dell'uovo inizia a solidificare avendo cura di spostare e ruotare la padella per far aderire l'uovo.

Versare il composto di verdure e prosciutto su metà della frittata e piegare.

Cuocere la frittata per qualche minuto e servire calda.

Valore nutritivo:
417 calorie, 34,5 g di grassi, 27 g di proteine, 6,7 g di carboidrati, 1,7 g di fibre, 5 g di carboidrati netti

Muffin Con Pomodoro Mozzarella E Uova

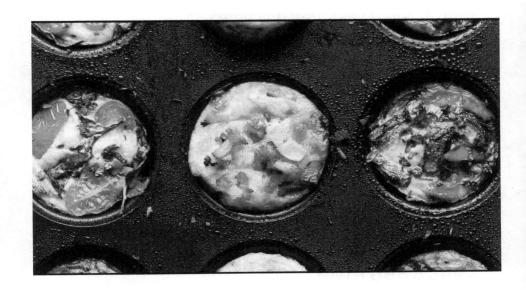

Porzioni: 12
Tempo di preparazione: 15 minuti

INGREDIENTI:

1 cucchiaio di burro
1 pomodoro medio, tagliato a dadini
½ tazza di cipolla gialla tagliata a dadini
12 uova grandi, sbattute
½ tazza di latte di cocco in scatola
¼ di tazza di cipolla verde affettata
Sale e pepe

1 tazza di mozzarella grattugiata

DESCRIZIONE:

Riscaldare il forno a 380 ° F e ungere una teglia per muffin con dello spray da cucina.

Sciogliere tutto il burro in una padella a fuoco medio. Aggiungere e cuocere per qualche minuto il pomodoro e le cipolle finché non si saranno ammorbiditi.

Dividete il composto tra gli stampini per muffin. Sbattere insieme le uova, il latte di cocco, le cipolle verdi, il sale e il pepe, quindi disporre negli stampini. Coprite con il formaggio e infornate per circa 15 minuti finché l'uovo non si sarà solidificato.

Valore nutritivo:
138 calorie, 13 g di grassi, 11 g di proteine, 4 g di carboidrati, 0,5 g di fibre, 1,5 g di carboidrati netti

SPUNTINI E ANTIPASTI

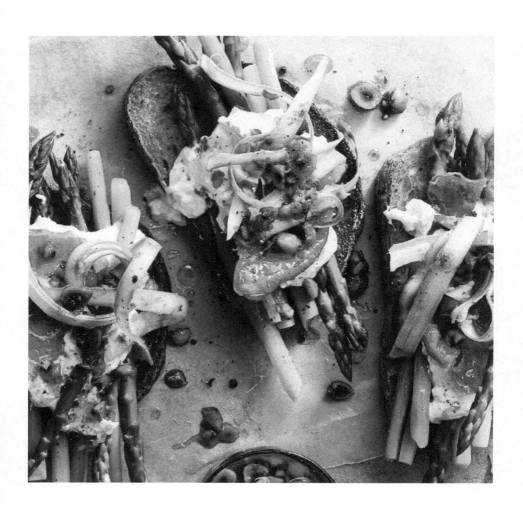

Deliziosi Cracker Al Pesto

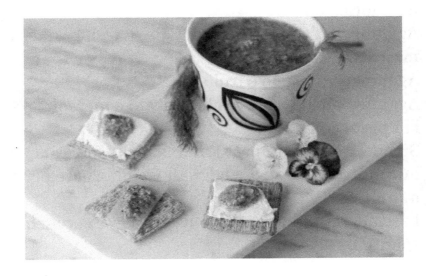

Porzioni: 4
Tempo di preparazione: 15 minuti

INGREDIENTI:

½ cucchiaino di lievito in polvere
Sale e pepe nero qb
1 tazza e ¼ di farina di mandorle
¼ di cucchiaino di basilico essiccato
1 spicchio d'aglio, tritato
2 cucchiai di pesto di basilico
Un pizzico di pepe di Caienna
3 cucchiai di burro chiarificato

DESCRIZIONE:

In una ciotola mescolate sale, pepe, lievito e farina di mandorle.

Aggiungere l'aglio, il pepe di Caienna e il basilico e mescolare.

Aggiungere il pesto e frullare.

Aggiungi anche il burro chiarificato e mescola l'impasto con il dito.

Stendere questo impasto su una teglia foderata, introdurre in forno a 325 gradi F e infornare per 17 minuti.

Lasciate raffreddare, tagliate i cracker e serviteli come spuntino.

Valore nutritivo:
calorie 206, grassi 23, fibre 1,7, carboidrati 4, proteine 7

Amazing Jalapeno Balls

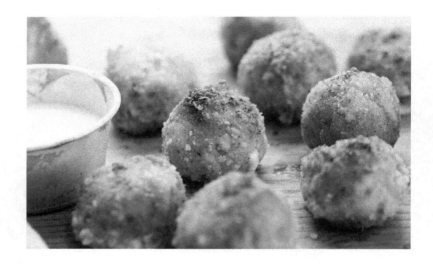

Porzioni: 4
Tempo di preparazione: 15 minuti

INGREDIENTI:

3 fette di pancetta
3 once di crema di formaggio
¼ di cucchiaino di cipolla in polvere
Sale e pepe nero qb
1 peperoncino jalapeño, tritato
½ cucchiaino di prezzemolo essiccato
¼ di cucchiaino di aglio in polvere

DESCRIZIONE:

Riscaldare una padella a fuoco medio-alto, aggiungere la pancetta, cuocere fino a renderla croccante, trasferire su carta assorbente, scolare il grasso e sbriciolare.
Riserva il grasso di pancetta dalla padella.
In una ciotola, mescolare la crema di formaggio con il peperoncino jalapeno, la cipolla e l'aglio in polvere, il prezzemolo, il sale e il pepe e mescolare bene.
Aggiungere il grasso di pancetta e la pancetta sbriciolata, mescolare delicatamente, formare delle palline da questo composto e servire.

Valore nutritivo:
calorie 210, grassi 17, fibre 2, carboidrati 2, proteine 5

Antipasto Di Prosciutto E Gamberetti

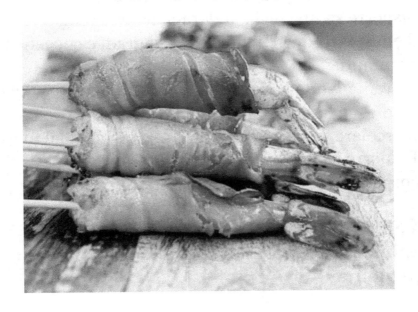

Porzioni: 4
Tempo di preparazione: 60 minuti

INGREDIENTI:

2 cucchiai di olio d'oliva
10 once di gamberetti già cotti, pelati e sgusciati
1 cucchiaio di menta, tritata
2 cucchiai di eritritolo
1/3 di tazza di more, macinate
11 prosciutto a fette
1/3 di tazza di vino rosso

DESCRIZIONE:

Ricoprire ogni gambero con le fette di prosciutto, disporre su una teglia foderata, irrorare con olio d'oliva, introdurre in forno a 425 gradi e cuocere per 15 minuti.
Riscaldare una padella con le more macinate a fuoco medio, aggiungere la menta, il vino e l'eritritolo, mescolare, cuocere per 3 minuti e togliere dal fuoco.
Disporre i gamberi su un piatto da portata, cospargere di salsa di more e servire.

Valore nutritivo:
calorie 255, grassi 16, fibre 2, carboidrati 2, proteine 14

Gustoso Spuntino Di Zucchine

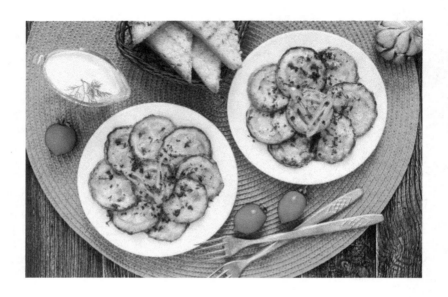

Porzioni: 4
Tempo di preparazione: 15 minuti

INGREDIENTI:

1 tazza di mozzarella, sminuzzata
¼ tazza di salsa di pomodoro
1 zucchina, a fette
Sale e pepe nero qb
Un pizzico di cumino
Spray da cucina

DESCRIZIONE:

Spruzzare una teglia con un filo d'olio e disporre le fette di zucchine.
Distribuire la salsa di pomodoro su tutte le fette di zucchine, condire con sale, pepe e cumino e cospargere di mozzarella grattugiata.
Mettete in forno a 360 F e infornate per 15 minuti.
Disporre su un piatto da portata e servire.

Valore nutritivo:
calorie 147, grassi 8, fibre 2, carboidrati 7, proteine 4

Palline Di Spinaci Semplici

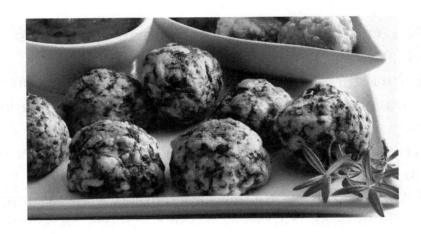

Porzioni: 4
Tempo di preparazione: 15 minuti

INGREDIENTI:

4 cucchiai di burro chiarificato fuso
2 uova
1 tazza di farina di mandorle
16 once di spinaci
1/3 di tazza di formaggio feta, sbriciolato
¼ di cucchiaino di noce moscata, macinata
1/3 di tazza di parmigiano, grattugiato
Sale e pepe nero qb
1 cucchiaio di cipolla in polvere

3 cucchiai di panna da montare
1 cucchiaino di aglio in polvere

DESCRIZIONE:

Nel tuo frullatore, mescola gli spinaci con il burro
chiarificato, le uova, la farina di mandorle, il
formaggio feta, il parmigiano, la noce moscata, la
panna da montare, il sale, il pepe, la cipolla e l'aglio, il
pepe e frulla molto bene.
Trasferite il tutto in una ciotola e tenete in freezer per
10 minuti.
Formate 30 polpette di spinaci, disponetele su una
teglia foderata, infornate a 360 ° e infornate per 12
minuti.
Lasciate raffreddare le polpette di spinaci e servite
come aperitivo.

Valore nutritivo:
calorie 68, grassi 5,9, fibra 1, carboidrati 0,7,
proteine 2

Ali al Parmigiano

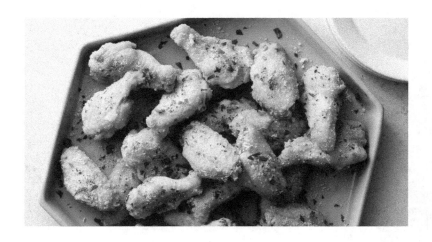

Porzioni: 4
Tempo di preparazione: 25 minuti

INGREDIENTI:

6 libbre di ali di pollo, tagliate a metà
Sale e pepe nero qb
½ cucchiaino di condimento italiano
2 cucchiai di burro chiarificato
½ tazza di parmigiano grattugiato
Un pizzico di peperoncino a scaglie, schiacciato
1 cucchiaino di aglio in polvere
1 uovo

DESCRIZIONE:

Disporre le ali di pollo su una teglia foderata, introdurre in forno a 425 gradi F e infornare per 17 minuti.

Nel frattempo, nel tuo frullatore, mescola il burro chiarificato con formaggio, uovo, sale, pepe, fiocchi di pepe, aglio in polvere e condimento italiano e mescola molto bene.

Sfornate le ali di pollo, giratele, girate il forno per cuocere alla griglia e cuocetele per altri 5 minuti.

Sfornare di nuovo i pezzi di pollo, versarvi sopra la salsa, mescolare bene per ricoprire e cuocere per 1 minuto ancora.

Servili come antipasto keto veloce.

Valore nutritivo:
calorie 124, grassi 5, fibre 1, carboidrati 0,5, proteine 14

Gustosi bastoncini di broccoli

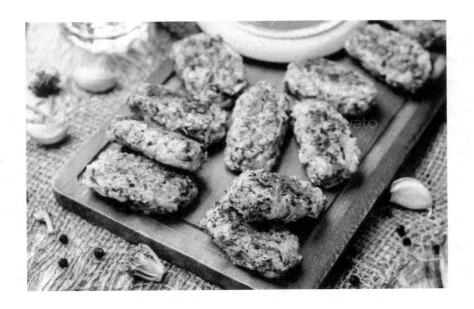

Porzioni: 4
Tempo di preparazione: 25 minuti

INGREDIENTI:

1 uovo
2 tazze di fiori di broccoli
1/3 di tazza di formaggio cheddar, grattugiato
¼ di tazza di cipolla gialla, tritata
1/3 di tazza di pangrattato panko
1/3 di tazza di pangrattato italiano
2 cucchiai di prezzemolo tritato

Un filo d'olio d'oliva
Sale e pepe nero qb

DESCRIZIONE:

Riscaldare una pentola con acqua a fuoco medio,
aggiungere i broccoli, cuocere a vapore per 1 minuto,
scolarli, tritarli e metterli in una ciotola.
Aggiungere l'uovo, il formaggio cheddar, il panko e il
pangrattato italiano, il sale, il pepe e il prezzemolo e
mescolare bene il tutto.
Formate dei bastoncini da questo composto con le
vostre mani e adagiateli su una teglia unta con un filo
d'olio d'oliva.
Mettere in forno a 400 F e infornare per 20
minuti.
Disporre su un piatto da portata e servire.

Valore nutritivo:
calorie 107, grassi 8, fibre 2,8, carboidrati 7,
proteine 7

Insalata di Caviale

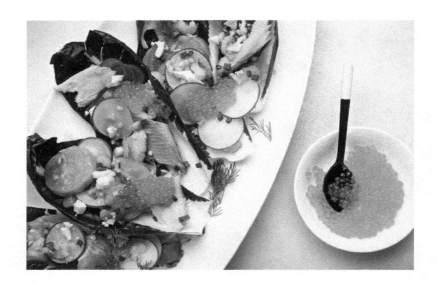

Porzioni: 4
Tempo di preparazione: 6 minuti

INGREDIENTI:

8 uova, sode, sbucciate e schiacciate con una
forchetta
4 once di caviale nero
4 once di caviale rosso
Sale e pepe nero qb
1 cipolla gialla, tritata finemente
¾ tazza di maionese

Alcune fette di baguette di pane tostato per servire

DESCRIZIONE:

In una ciotola, mescolare le uova schiacciate con maionese, sale, pepe e cipolla e mescolare bene. Distribuire l'insalata di uova sulle fette di baguette tostate e guarnire ciascuna con il caviale.

Valore nutritivo:
calorie 129, grassi 8, fibre 1, carboidrati 4, proteine 5

Salsa di Avocado

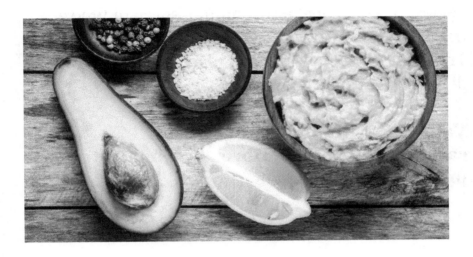

Porzioni: 4
Tempo di preparazione: 6 minuti

INGREDIENTI:

1 cipolla rossa piccola, tritata
2 avocado, snocciolati, sbucciati e tritati
3 peperoni jalapeño, tritati
Sale e pepe nero qb
2 cucchiai di cumino in polvere
2 cucchiai di succo di lime
½ pomodoro, tritato

DESCRIZIONE:

In una ciotola, mescolare la cipolla con avocado, peperoni, sale, pepe nero, cumino, succo di lime e pezzi di pomodoro e mescolare bene.
Trasferiscilo in una ciotola di plastica e servi con fette di baguette tostate come antipasto cheto.

Valore nutritivo:
calorie 126, grassi 4, fibre 2, carboidrati 0,4, proteine

PRANZO

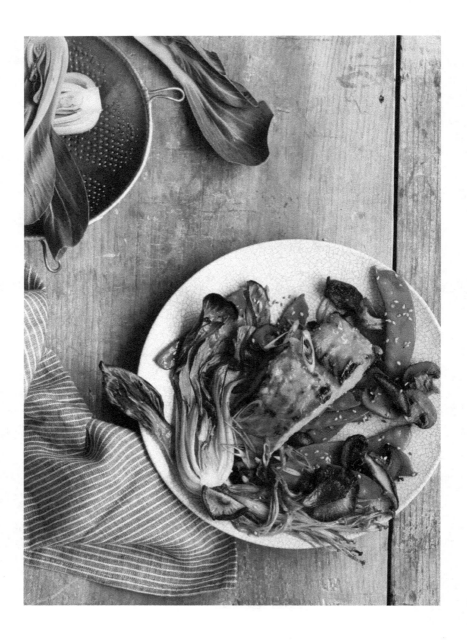

Insalata di taco semplice

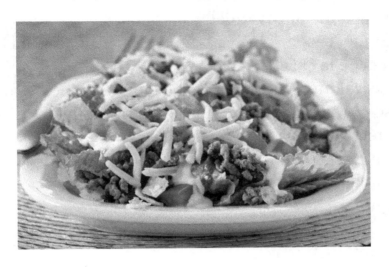

Porzioni: 12
Tempo di preparazione: 15 minuti

INGREDIENTI:

32 once di carne di maiale macinata
9 once di formaggio cheddar grattugiato
6 cucchiaini di condimento per taco
12 cucchiai di salsa
12 cucchiai di panna acida
Peperoncino di Cayenna
6 foglie romane

DESCRIZIONE:

Rosola il maiale in padella.
Aggiungi le spezie e il condimento per il taco una volta che la carne è dorata.
Cuocere fino a incorporare il condimento per taco.
Lasciar raffreddare e dividere uniformemente in sei contenitori.
Aggiungi il formaggio a ciascuno dei contenitori.
Aggiungi la Romaine ai contenitori.
Aggiungi salsa e panna acida alla tua ciotola.

Valore nutritivo:
36 g di proteine. 53 g di grassi. 7 g di carboidrati.
649 calorie.

Insalata estiva di frutti di bosco e pollo

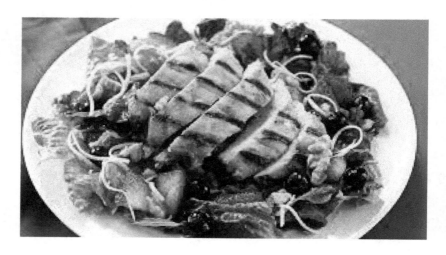

Porzioni: 6
Tempo di preparazione: 15 minuti

INGREDIENTI:

1 petto di pollo
6 fragole a cubetti
2 tazze di spinaci
3/4 tazza di mirtilli
3 cucchiai di formaggio feta sbriciolato
3 cucchiai di aceto balsamico di lamponi
1/2 tazza di noci tritate

DESCRIZIONE:

Taglia il petto di pollo a cubetti e cuocilo nella padella.
Quando hai finito, mettilo nel piatto raffredare.
Raccogli gli altri ingredienti e aggiungili in una ciotola capiente. Aggiungi il condimento.
Aggiungi il tuo pollo e condisci l'insalata.

Valore nutritivo:
23 g di proteine. 16 g di grasso. 18 g di carboidrati. 337 calorie.

Oopsie Rolls

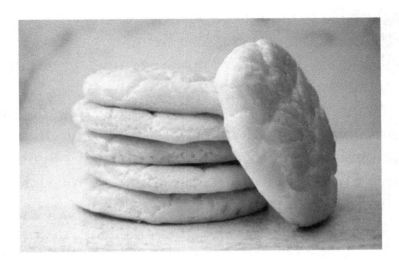

Porzioni: 6
Tempo di preparazione: 15 minuti

INGREDIENTI:

3 uova grandi
1/8 cucchiaino di Crema di Tartaro
3 once di crema di formaggio
1/8 cucchiaino di sale

DESCRIZIONE:

Preriscalda il forno a 300 gradi.
Separare le uova dai tuorli d'uovo. Mettili in ciotole
diverse.

Con una frusta elettrica, sbatti gli albumi fino a farli diventare molto frizzanti.

Aggiungi la tua crema di tarter.

Batti fino a formare un picco rigido.

Nella ciotola del tuorlo d'uovo, aggiungi 3 once di crema di formaggio e sale.

Sbatti la miscela di tuorlo d'uovo fino a quando i tuoi tuorli non saranno di un giallo pallido e avranno raddoppiato le loro dimensioni. Unisci gli albumi alla miscela di tuorlo d'uovo. Non utilizzare uno sbattitore elettrico a mano.

Piegalo delicatamente insieme.

Foderare una teglia con carta da forno e spruzzare con un po 'di olio o grasso.

Prepara la pastella grande quanto vuoi.

Cuocere per circa 30-40 minuti. Sono pronte quando le parti superiori degli involtini di oopsie sono sode e dorate.

Lasciar raffreddare su una gratella.

Valore nutrizionale :
2,6 g di proteine 3,9 g di grassi. 0 g di carboidrati. 47 calorie

Pancetta E Zucchini Insalata Di Tagliatelle

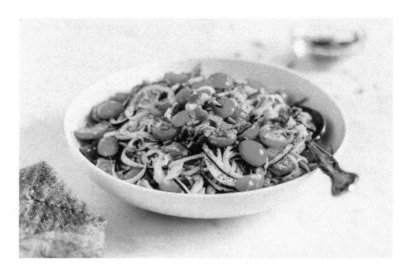

Porzioni: 6
Tempo di preparazione: 15 minuti

INGREDIENTI:

1 tazza di spinaci baby
4 tazze di spaghetti di zucchine
1/3 di tazza di formaggio bleu, sbriciolato
Condimento di formaggio spesso 1/3 di tazza
½ tazza di pancetta, cotta e sbriciolata
Pepe nero al gusto

DESCRIZIONE:

In un'insalatiera, mescolare gli spinaci con le
tagliatelle di zucchine, la pancetta e il formaggio bleu
e mescolare.
Aggiungere il condimento di formaggio e pepe nero al
gusto, mescolare bene per ricoprire, dividere in 2
ciotole e servire.

Valore nutrizionale:
calorie 203, grassi 17, fibre 4, carboidrati 2,
proteine 10

Ali di Pollo alla Paprika

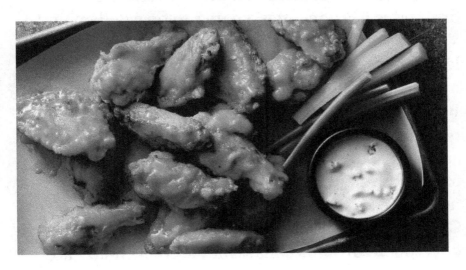

Porzioni: 6
Tempo di preparazione: 15 minuti

INGREDIENTI:

6 ali di pollo 6 percussioni e 6 alette
2 cucchiai di burro
1 tazza di Frank's Red Hot Sauce
Paprica
Polvere d'aglio
Pepe
sale
Cayenne opzionale

DESCRIZIONE:

Rompi ogni ala di pollo in 2 pezzi diversi. Le drumettes e le wingettes, sbarazzandosi delle punte. Versa la salsa calda sulle ali. Abbastanza per rivestirli leggermente. Condire le ali con le spezie e coprirle - mettere in frigorifero per 1 ora.

Posiziona la griglia in alto e metti la griglia del forno a 6 pollici dalla griglia. Metti la tua carta di alluminio su una teglia.

Metti le ali su una teglia con abbastanza spazio in modo che le fiamme possano raggiungere i loro lati. Cuocere per 8 minuti sotto la griglia. Le ali dovrebbero diventare marrone scuro in cima. Può diventare nero se molto vicino alla fiamma.

Sciogliere il burro sulla parte superiore del forno e aggiungere il resto della salsa calda.

Se vuoi che le ali siano più piccanti aggiungi il pepe di Caienna.

Una volta che il burro si è sciolto, togliere dal fuoco. Prendi le ali dalla griglia e girale. Cuoci altri 6-8 minuti.

Una volta che è buono e rosolato su tutti i lati, estrai dalla griglia e aggiungi alla ciotola.

Versare il composto di salsa calda al burro sulle ali. Lancia le ali per ricoprire in modo uniforme.

Valore nutrizionale:
49 g di Prot. 46 g di grassi. 1 gr di carboidrati:

620 calorie.

Insalata di Finocchi e Pollo

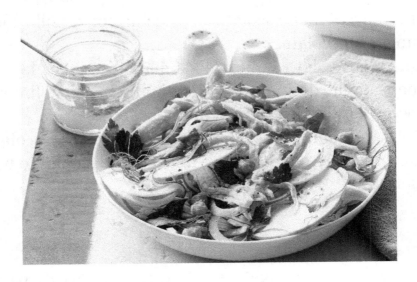

Porzioni: 4/6
Tempo di preparazione: 15 minuti

INGREDIENTI:

3 petti di pollo, disossati, senza pelle, cotti e tritati
2 cucchiai di olio di noci
¼ di tazza di noci, tostate e tritate
1 tazza e ½ di finocchio, tritato
2 cucchiai di succo di limone
¼ di tazza di maionese
2 cucchiai di foglie di finocchio tritate
Sale e pepe nero qb
Un pizzico di pepe di Caienna

DESCRIZIONE:

In una ciotola mescolate il finocchio con il pollo e le noci e mescolate.
In un'altra ciotola, mescola la maionese con sale, pepe, foglie di finocchio, olio di noci, succo di limone, pepe di Caienna e aglio e mescola bene.
Versatela sul composto di pollo e finocchi, mescolate per ricoprire bene e tenete in frigo fino a quando non servite.

Valore nutritivo:
calorie 203, grassi 14, fibre 1,9, carboidrati 4, proteine 8,9

Tortine ripiene di Maiale

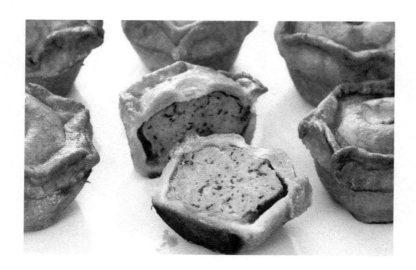

Porzioni: 4/6
Tempo di preparazione: 50 minuti

INGREDIENTI:

Per la crosta di torta:
2 tazze di ciccioli
¼ di tazza di farina di lino
1 tazza di farina di mandorle
2 uova
Un pizzico di sale
Per il ripieno:
1 tazza di formaggio cheddar, grattugiato
4 uova

12 once di lonza di maiale, tritata
6 fette di pancetta
½ tazza di crema di formaggio
1 cipolla rossa, tritata
¼ di tazza di erba cipollina tritata
2 spicchi d'aglio, tritati
Sale e pepe nero qb
2 cucchiai di burro chiarificato

DESCRIZIONE:

Nel tuo robot da cucina, mescola i ciccioli con la
farina di mandorle, la farina di lino, 2 uova e il sale e
frulla fino a ottenere un impasto.
Trasferitela in una tortiera e premetela bene sul
fondo.
Introdurre in forno a 350 gradi F e infornare per 15
minuti.
Nel mentre scaldare una padella con il burro
chiarificato a fuoco medio-alto, aggiungere l'aglio e la
cipolla, mescolare e cuocere per 5 minuti.
Aggiungere la pancetta, mescolare e cuocere per 5
minuti.
Aggiungere la lonza di maiale, cuocere finché non
diventa marrone su tutti i lati e togliere dal fuoco.
In una ciotola, mescolare le uova con sale, pepe,
formaggio cheddar e crema di formaggio e mescolare
bene.
Aggiungere l'erba cipollina e mescolare di nuovo.

Distribuire la carne di maiale nella tortiera,
aggiungere le uova mescolate, introdurre in forno a
350 F e cuocere per 25 minuti.
Lasciate raffreddare la torta per un paio di minuti e
servite.

Valore nutritivo:
calorie 455, grassi 34, fibre 3, carboidrati 3,
proteine 33

Involtini di Spinaci

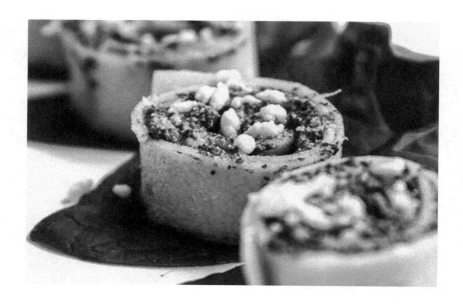

Porzioni: 4/6
Tempo di preparazione: 20 minuti

INGREDIENTI:

Sei cucchiai di farina di cocco
½ tazza di farina di mandorle
2 tazze e ½ di mozzarella, sminuzzata
2 uova
Un pizzico di sale

Per il ripieno:
4 once di crema di formaggio

6 once di spinaci, strappati
Un filo d'olio di avocado
Un pizzico di sale
¼ di tazza di parmigiano grattugiato
Maionese per servire

DESCRIZIONE:

Riscaldare una padella con l'olio a fuoco medio,
aggiungere gli spinaci e cuocere per 2 minuti.
Aggiungere il parmigiano, un pizzico di sale e la
crema di formaggio, mescolare bene, togliere dal
fuoco e lasciare da parte per ora.
Mettere la mozzarella in una ciotola resistente al
calore e mettere nel microonde per 30 secondi.
Aggiungere le uova, il sale, il cocco e la farina di
mandorle e mescolare il tutto.
Disporre la pasta su un tagliere foderato, adagiarvi
sopra della carta forno e appiattire la pasta con il
mattarello.
Dividete l'impasto in 16 rettangoli, distribuite su
ciascuno il composto di spinaci e arrotolateli a forma
di sigaro.
Posizionare tutti i rotoli su una teglia foderata,
introdurre in forno a 350 F e cuocere per 15 minuti.
Lasciare raffreddare i rotoli per qualche minuto
prima di servirli con un po 'di maionese.

Valore nutritivo:
calorie 507, grassi 68, fibre 4, carboidrati 14,
proteine 32

Deliziosa Zuppa Di Broccoli

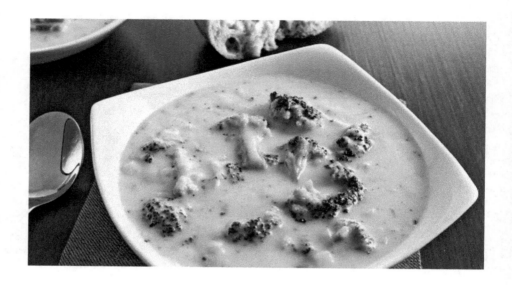

Porzioni: 8
Tempo di preparazione: 20/30 minuti

INGREDIENTI:

1 cipolla bianca, tritata
1 cucchiaio di burro chiarificato
2 tazze di brodo vegetale
Sale e pepe nero qb
2 tazze d'acqua
2 spicchi d'aglio, tritati
1 tazza di panna
8 once di formaggio cheddar, grattugiato

12 once di cimette di broccoli
½ cucchiaino di paprika

DESCRIZIONE:

Riscaldare una pentola con il burro chiarificato a fuoco medio, aggiungere cipolla e aglio, mescolare e cuocere per 5 minuti.
Aggiungere il brodo, la panna, l'acqua, il sale, il pepe e la paprika, mescolare e portare a ebollizione.
Aggiungere i broccoli, mescolare e cuocere a fuoco lento per 25 \ 30 minuti.
Trasferisci nel robot da cucina e frulla bene.
Aggiungere il formaggio e frullare di nuovo.
Dividete in ciotole da zuppa e servite calde.

Valore nutritivo:
calorie 360, grassi 38, fibre 9, carboidrati 7, proteine 11

Pranzo con Asparagi

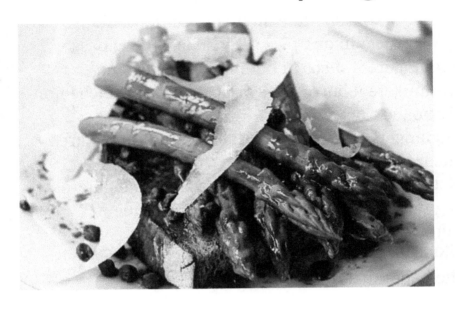

Porzioni: 4
Tempo di preparazione: 10 minuti

INGREDIENTI:

2 tuorli d'uovo
Sale e pepe nero qb
¼ di tazza di burro chiarificato
1 cucchiaio di succo di limone
Un pizzico di pepe di Caienna
40 lance di asparagi

DESCRIZIONE:

In una ciotola sbattete molto bene i tuorli d'uovo.
Trasferiscilo in una piccola padella a fuoco basso.
Aggiungere il succo di limone e frullare bene.
Aggiungere il burro chiarificato e frullare finché non si scioglie.
Aggiungere il sale, il pepe di Caienna e mescolare ancora bene.
Nel mentre scaldare una padella a fuoco medio-alto, aggiungere le lance di asparagi e friggerle per 5 minuti.
Dividi gli asparagi nei piatti, condisci sopra la salsa che hai preparato e servi.

Valore nutritivo:
calorie 150, grassi 13, fibre 6, carboidrati 2, proteine 3

CENA

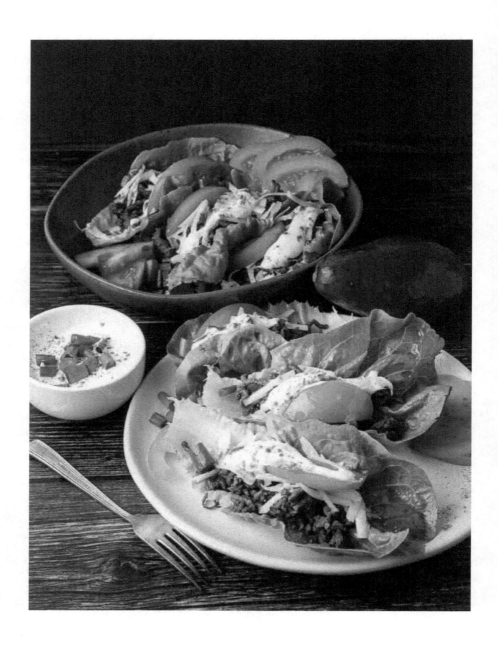

Torta di pesce speciale

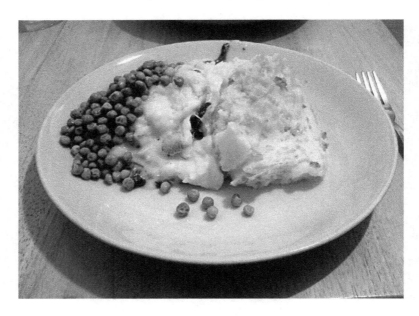

Porzioni: 4
Tempo di preparazione: 50 minuti

INGREDIENTI:

1 cipolla rossa, tritata
2 filetti di salmone, senza pelle e tagliati a pezzi medi
2 filetti di sgombro, senza pelle e tagliati a pezzi medi
3 filetti di eglefino e tagliati a pezzi medi
2 foglie di alloro
¼ di tazza di burro chiarificato + 2 cucchiai di burro chiarificato
1 testa di cavolfiore, fiori separati

4 uova

4 chiodi di garofano

1 tazza di panna da montare

½ tazza di acqua

Un pizzico di noce moscata, macinata

1 cucchiaino di senape di Digione

1 tazza di formaggio cheddar, sminuzzato + ½ tazza di formaggio cheddar, sminuzzato

Un po 'di prezzemolo tritato

Sale e pepe nero qb

4 cucchiai di erba cipollina tritata

DESCRIZIONE:

Mettere un po 'd'acqua in una padella, aggiustare di sale, portare a ebollizione a fuoco medio, aggiungere le uova, cuocere per 10 minuti, togliere dal fuoco, scolare, lasciarle raffreddare, sbucciarle e tagliarle in quarti.

Mettere l'acqua in un'altra pentola, portare a ebollizione, aggiungere le cimette di cavolfiore, cuocere per 10 minuti, scolarle, trasferirle nel frullatore, aggiungere ¼ di tazza di burro chiarificato, sbattere bene e trasferire in una ciotola.

Mettere la panna e ½ tazza di acqua in una padella, aggiungere il pesce, mescolare per mantecare e scaldare a fuoco medio.

Aggiungere la cipolla, i chiodi di garofano e le foglie di alloro, portare a ebollizione, abbassare la fiamma e cuocere a fuoco lento per 10 minuti.

Togliete dal fuoco, trasferite il pesce in una pirofila e lasciate da parte.

Rimettere a scaldare la padella con la salsa di pesce, aggiungere la noce moscata, mescolare e cuocere per 5 minuti.

Togliere dal fuoco, scartare i chiodi di garofano e le foglie di alloro, aggiungere 1 tazza

formaggio cheddar e 2 cucchiai di burro chiarificato e mescolate bene.

Mettere i quarti d'uovo sopra il pesce nella teglia.

Aggiungere la panna e la salsa di formaggio su di loro, guarnire con purea di cavolfiore, cospargere il resto del formaggio cheddar, erba cipollina e prezzemolo, introdurre in forno a 400 gradi F per 30 minuti.

Lasciar raffreddare un po 'la torta prima di affettarla e servirla.

Valore nutritivo:
calorie 305, grassi 43, fibre 5, carboidrati 7, proteine 26

Salmone Arrosto

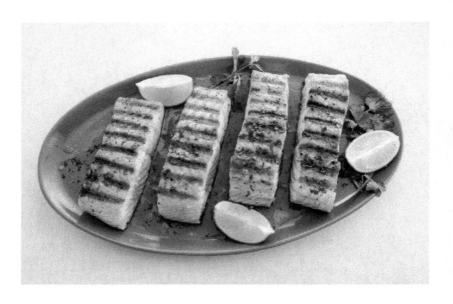

Porzioni: 4
Tempo di preparazione: 12 minuti

INGREDIENTI:

2 cucchiai di burro chiarificato, morbido
Filetto di salmone da 1 e ¼ libbra
2 once di Kimchi, tritato finemente
Sale e pepe nero qb

DESCRIZIONE:

Nel tuo robot da cucina, mescola il burro chiarificato
con il Kimchi e mescola bene.

Strofinare il salmone con sale, pepe e miscela Kimchi e metterlo in una teglia.
Introdurre in forno a 425 gradi F e infornare per 15 minuti.
Dividete tra i piatti e servite con un contorno di insalata.

Valore nutritivo:
calorie 206, grassi 14, fibre 0, carboidrati 5, proteine 21

Ostriche Alla Griglia Semplici

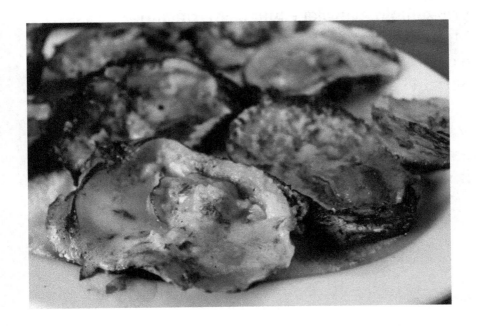

Porzioni: 4
Tempo di preparazione: 12 minuti

INGREDIENTI:

Sei grosse ostriche, sgusciate
3 spicchi d'aglio, tritati
1 limone tagliato a spicchi
1 cucchiaio di prezzemolo
Un pizzico di paprika dolce
2 cucchiai di burro chiarificato fuso

DESCRIZIONE:

Ricopri ogni ostrica con burro chiarificato fuso, prezzemolo, paprika e burro chiarificato.
Metterli sulla griglia preriscaldata a fuoco medio-alto e cuocere per 8 minuti.
Serviteli con spicchi di limone come guarnizione.

Valore nutritivo:
calorie 66, grassi 1,9, fibre 0, carboidrati 0,8, proteine 1

Scaloppine Di Vitello

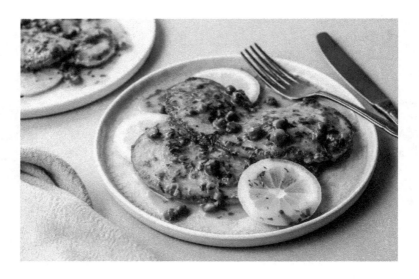

Porzioni: 2
Tempo di preparazione: 12 minuti

INGREDIENTI:

2 cucchiai di burro chiarificato
¼ di bicchiere di vino bianco
¼ di tazza di brodo di pollo
1 cucchiaio e ½ di capperi
1 spicchio d'aglio, tritato
8 once di capesante di vitello
Sale e pepe nero qb

DESCRIZIONE:

Scaldare una padella con metà del burro a fuoco medio-alto, aggiungere le cotolette di vitello, aggiustare di sale e pepe, cuocere per 1 minuto e trasferire su una teglia.
Riscaldare la padella a fuoco medio, aggiungere l'aglio, mescolare e cuocere per 1 minuto.
Aggiungere il vino, mescolare e cuocere a fuoco lento per 2 minuti.
Aggiungere il brodo, i capperi, il sale, il pepe, il resto del burro chiarificato e rimettere il vitello nella padella.
Mescolare il tutto, coprire la padella e cuocere la piccata a fuoco medio-basso fino a quando la carne di vitello è tenera.

Valore nutritivo:
calorie 207, grassi 16, fibre 1,9, carboidrati 5, proteine 10

Insalata Greca

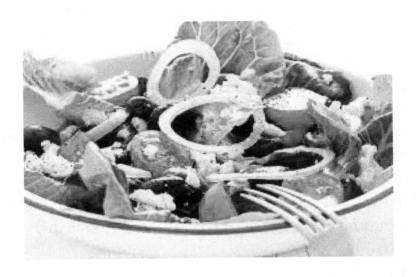

Porzioni: 2
Tempo di preparazione: 10 minuti

INGREDIENTI:

½ libbra di funghi, affettati
1 cucchiaio di olio extravergine di oliva
3 spicchi d'aglio, tritati
1 cucchiaino di basilico, essiccato
Sale e pepe nero qb
1 pomodoro a dadini
3 cucchiai di succo di limone
½ tazza di acqua
1 cucchiaio di coriandolo tritato

DESCRIZIONE:

Scaldare una padella con l'olio a fuoco medio, aggiungere i funghi, mescolare e cuocere per 3 minuti.

Aggiungere il basilico e l'aglio, mescolare e cuocere ancora per 1 minuto.

Aggiungere acqua, sale, pepe, pomodoro e succo di limone, mescolare e cuocere ancora per qualche minuto.

Togliete dal fuoco, trasferite in una ciotola, lasciate raffreddare, cospargete di coriandolo e servite.

Valore nutritivo:
calorie 204, grassi 2,9, fibra 2, carboidrati 1, proteine 10

Pollo Italiano Speciale

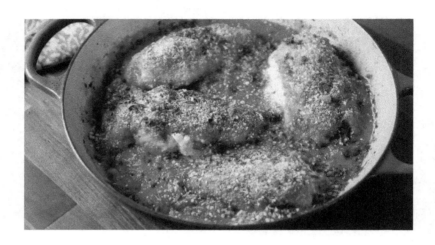

Porzioni: 2
Tempo di preparazione: 10 minuti

INGREDIENTI:

¼ di tazza di olio d'oliva
Una cipolla rossa, tritata
4 petti di pollo, senza pelle e disossati
4 spicchi d'aglio, tritati
Sale e pepe nero qb
½ tazza di olive italiane, snocciolate e tritate
4 filetti di acciughe, tritate
1 cucchiaio di capperi, tritati
1 libbra di pomodori, tritati
½ cucchiaino di fiocchi di peperoncino rosso

DESCRIZIONE:

Coprite il pollo con sale e pepe e strofinate con metà dell'olio.

Mettere in una padella che avrete riscaldato ad alta temperatura, cuocere per pochi (2/4min) minuti, capovolgere e cuocere ancora per qualche minuto.

Introdurre i petti di pollo in forno a 450 gradi F e cuocere per 8 minuti.

Sfornare il pollo e dividerlo tra i piatti.

Riscaldare la stessa padella con il resto dell'olio a fuoco medio, aggiungere i capperi, la cipolla, l'aglio, le olive, le acciughe, i fiocchi di peperoncino e i capperi, mescolare e cuocere per 1 minuto.

Aggiungere sale, pepe e pomodori, mescolare e cuocere per altri 2 minuti.

Condisci il tutto con i petti di pollo e servi.

Valore nutritivo:
calorie 404, grassi 29, fibre 1, carboidrati 2, proteine 7

Kimchi semplice

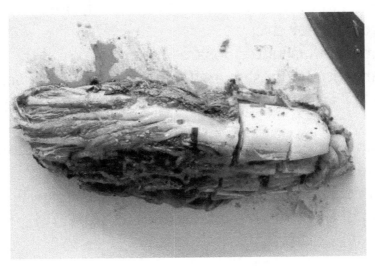

Porzioni: 2
Tempo di preparazione: 10 minuti

INGREDIENTI:

3 cucchiai di sale
1 libbra di cavolo napa, tritato
1 carota, tagliata alla julienne
½ tazza di ravanello daikon
3 gambi di cipolla verde, tritati
1 cucchiaio di salsa di pesce
3 cucchiai di peperoncino in scaglie
3 spicchi d'aglio, tritati
1 cucchiaio di olio di sesamo
½ pollice di zenzero, grattugiato

DESCRIZIONE:

In una ciotola mescolate il cavolo con il sale, mescolate per circa 10
minuti poi lasciate riposare per circa un'ora.
In una ciotola mescolate il peperoncino con la salsa di pesce, l'aglio, l'olio di sesamo e lo zenzero e mescolate bene.
Scolare il cavolo cappuccio e sciacquarlo bene sotto l'acqua fredda e trasferirlo in una ciotola.
Aggiungere le carote, le cipolle verdi, il ravanello e la pasta di peperoncino e mescolare il tutto.

Valore nutritivo:
calorie 66, grassi 3, fibre 2, carboidrati 5, proteine 1

Delicious Chicken Nuggets

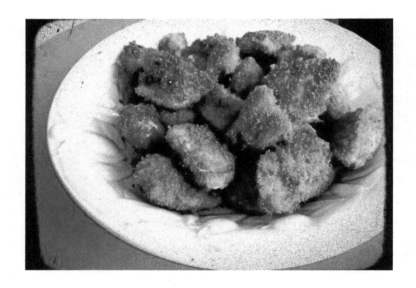

Porzioni: 2
Tempo di preparazione: 10 minuti

INGREDIENTI:

½ tazza di farina di cocco
1 uovo
2 cucchiai di aglio in polvere
2 petti di pollo, tagliati a cubetti
Sale e pepe nero qb
½ tazza di burro chiarificato

DESCRIZIONE:

In una ciotola, mescolare l'aglio in polvere con la farina di cocco, sale e pepe e mescolare.

In un'altra ciotola, sbatti bene l'uovo.

Immergere i cubetti di petto di pollo nella miscela di uova, quindi nella miscela di farina.

Riscaldare una padella con il burro chiarificato a fuoco medio, far cadere i bocconcini di pollo e cuocerli per 5 minuti su ogni lato.

Trasferire su carta assorbente, scolare il grasso e poi servirli con un po 'di gustoso ketchup a parte.

Valore nutritivo:
calorie 66, grassi 3,3, fibre 0,2, carboidrati 3, proteine 4

Zuppa Di Manzo E Crauti

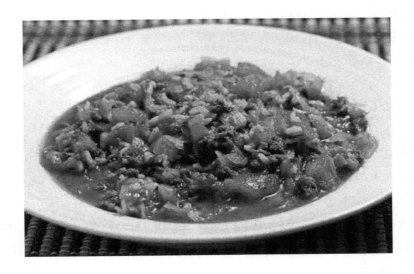

Porzioni: 4
Tempo di preparazione: 60 minuti

INGREDIENTI:

3 cucchiaini di olio d'oliva
1 libbra di manzo, macinata
14 once di brodo di manzo
2 tazze di brodo di pollo
14 once di pomodori in scatola e succo
1 cucchiaio di stevia
14 once di crauti, tritati
1 cucchiaio di salsa Worcestershire
4 foglie di alloro

Sale e pepe nero qb
3 cucchiai di prezzemolo tritato
1 cipolla, tritata
1 cucchiaino di salvia, essiccata
1 cucchiaio di aglio, tritato
2 tazze d'acqua

DESCRIZIONE:

Riscaldare una padella con 1 cucchiaino di olio a fuoco medio, aggiungere la carne, mescolare e far rosolare per 10 minuti.
Nel frattempo, in una pentola, mescolare il pollo e il brodo di manzo crauti, stevia, pomodori in scatola, salsa Worcestershire, prezzemolo, salvia e foglie di alloro, mescolare e portare a ebollizione a fuoco medio.
Aggiungere la carne di manzo alla zuppa, mescolare e continuare a cuocere a fuoco lento.
Riscaldare la stessa padella con il resto dell'olio a fuoco medio, aggiungere le cipolle, mescolare e cuocere per 2 minuti.
Aggiungere l'aglio, mescolare, cuocere ancora per 1 minuto e unirlo alla zuppa.
Riduci il fuoco alla zuppa e cuoci a fuoco lento per 1 ora.
Aggiungere sale, pepe e acqua, mescolare e cuocere per altri 15 minuti.
Dividete in ciotole e servite.

Valore nutritivo:
calorie 256, grassi 7, fibre 1, carboidrati 3,
proteine 12

Agnello Marocchino

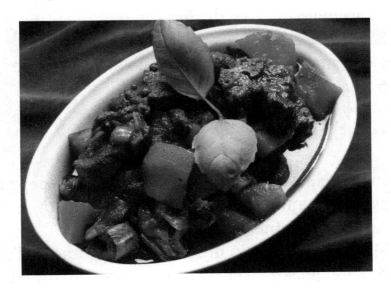

Porzioni: 4
Tempo di preparazione: 15 minuti

INGREDIENTI:

2 cucchiaini di paprika
2 spicchi d'aglio, tritati
2 cucchiaini di origano essiccato
2 cucchiai di sommacco
12 cotolette di agnello
¼ di tazza di olio d'oliva
2 cucchiai d'acqua
2 cucchiaini di cumino, macinato
4 carote, affettate

¼ di tazza di prezzemolo tritato
2 cucchiaini di harissa
1 cucchiaio di aceto di vino rosso
Sale e pepe nero qb
2 cucchiai di olive nere, snocciolate e affettate
6 ravanelli, tagliati a fettine sottili

DESCRIZIONE:

In una ciotola, mescolare le cotolette con paprika, aglio, origano, sommacco, sale, pepe, metà dell'olio e l'acqua e strofina bene.
Mettere le carote in una pentola, aggiungere l'acqua a coprire, portare a ebollizione a fuoco medio-alto, cuocere per 2 minuti, scolarle e metterle in un'insalatiera.
Aggiungere le olive e i ravanelli sulle carote.
In un'altra ciotola, mescola l'harissa con il resto dell'olio, il prezzemolo, il cumino, l'aceto e un goccio d'acqua e mescola bene.
Aggiungere questo al mix di carote, condire con sale e pepe e mescolare per ricoprire.
Riscaldare una griglia da cucina a fuoco medio-alto, aggiungere le cotolette di agnello, grigliarle per 3 minuti per lato e dividerle tra i piatti.
Aggiungere l'insalata di carote a parte e servire.

Valore nutritivo:
calorie 235, grassi 37, fibre 6, carboidrati 4,
proteine 34

DOLCI

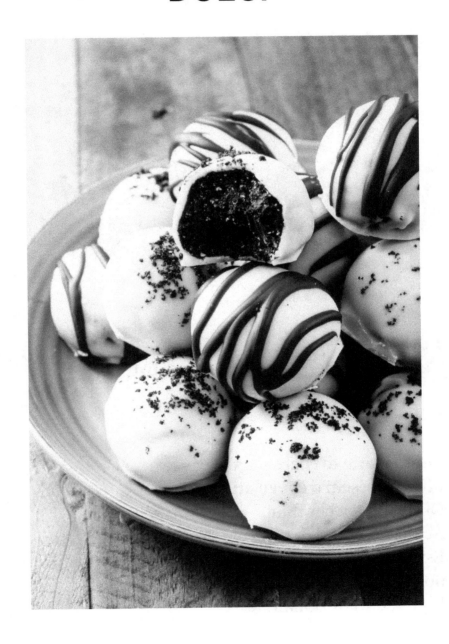

Frullato di Mirtilli e Kefir

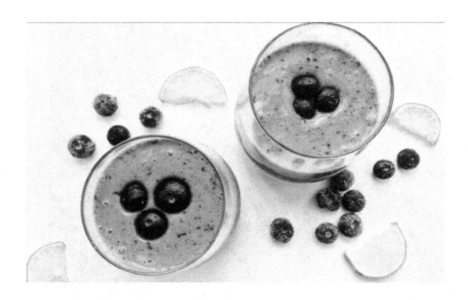

Porzioni: 2
Tempo di preparazione: 6 minuti

INGREDIENTI:

Kefir al latte di cocco - 1,5 tazze
Mirtilli freschi o congelati - 0,5 tazza
Olio MCT - 2 cucchiai.
Acqua + cubetti di ghiaccio - 0,5 tazza
Estratto di vaniglia senza zucchero 1-2 cucchiaini. o
polvere di vaniglia pura - .5 cucchiaini.
Ingredienti opzionali:

Polvere di collagene - 2 cucchiai.
Stevia liquida / a scelta - 3-5 gocce

DESCRIZIONE:

Metti gli ingredienti nel frullatore o nel mixer.
Impulsi fino a quando i fissaggi sono tutti mescolati.
Servi in bicchieri freddi e goditi la tua scelta salutare!

Valore nutritivo:
**6,9 g di carboidrati netti 3,7 g di proteine 55 g
di grassi 479 Cal.**

Smoothie al Cioccolato

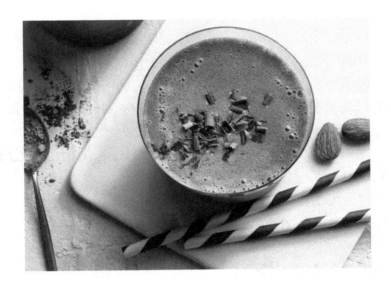

Porzioni: 2
Tempo di preparazione: 6 minuti

INGREDIENTI:

2 uova grandi
2 cucchiai di burro di mandorle o di cocco
1 cucchiaio di olio di cocco extravergine
25 tazza di latte di cocco o panna da montare pesante
1 tazza di semi di chia
5 cucchiaini di cannella

25 tazza di proteine del siero di latte semplici o al cioccolato
3 gocce di estratto di Stevia
1 cucchiaio di cacao in polvere non zuccherato
25 tazza di acqua
5 tazze di ghiaccio
5 cucchiaini di estratto di vaniglia.

DESCRIZIONE:

Aggiungi le uova insieme al resto degli ingredienti nel frullatore.
Frullare fino a ottenere una schiuma. Aggiungi a un bicchiere freddo e divertiti.

Valore nutritivo:
4.7 g Carboidrati netti 38 g Proteine 49 g Grassi 560 Cal.

Cheesecake Normale

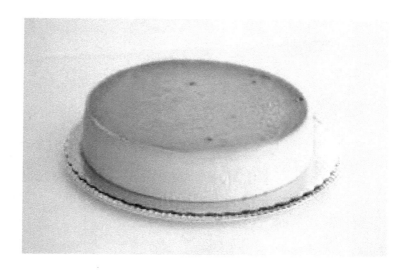

Porzioni: 2
Tempo di preparazione: 6 minuti

INGREDIENTI:

Ingredienti per la Crosta:

Olio di cocco fuso - 2 cucchiai.
Farina di mandorle - 2 cucchiai.
Swerve Confectioner's / equivalente - 2 cucchiai.
Mandorle tritate salate - 2 cucchiai.
Ingredienti per il ripieno:
Swerve pasticcere / equivalente - .25 tazza
Gelatina - 1 cucchiaino.
Crema di formaggio - 16 once. pkg.

Latte di mandorle non zuccherato - 0,5 tazza
Estratto di vaniglia - 1 cucchiaino.

DESCRIZIONE:

Preparare la crosta unendo tutti i fissaggi sotto la
sezione della crosta.
Metti un cucchiaio colmo sul fondo delle coppe da
dessert.
Schiaccia il composto e mettilo da parte.
Prepara il ripieno.
Mescola il dolcificante e la gelatina.
Versare il latte e mescolare 5 min.
Montare i baccelli di vaniglia e la crema di formaggio
con a mixer a fuoco medio fino a renderlo cremoso.
Aggiungere la miscela di gelatina lentamente fino a
quando ben incorporata.
Versare il composto sulla crosta di ogni tazza.
Lascia raffreddare per almeno tre ore.

Valore nutritivo:
**5 g di carboidrati netti 6,9 g di proteine 25 g di
grassi**
247 Cal.

Cheesecake di New York

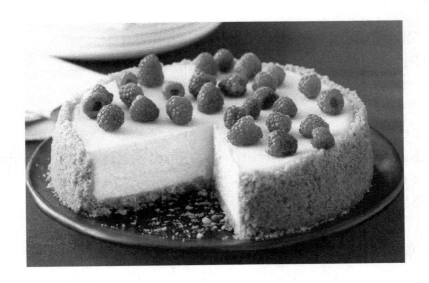

Porzioni: 2
Tempo di preparazione: 30 minuti

INGREDIENTI:

5 cucchiai di burro fuso
66 tazza di farina di mandorle
16 once di crema di formaggio
5 tazze di panna acida
75 cup Swerve o un altro preferito
Acqua - 2 cucchiai.
25 tazza di panna da montare pesante
Uova -3
Farina di mandorle - 2 cucchiai.

Estratto di vaniglia - 1,5 cucchiaini.

DESCRIZIONE:

Riscalda il forno fino a raggiungere i 350°F.
Preparare una teglia per muffin da 12 conteggi con i rivestimenti di carta.
Unire il burro e la farina di mandorle e un cucchiaio nelle fodere per formare la crosta.
Mescolare il dolcificante e la crema di formaggio fino a ottenere una crema.
Mescolare con l'acqua e la panna da montare.
Una alla volta, aggiungi le uova, mescolando con ognuna.
Quindi, incorporare la farina, la panna acida e l'estratto. Cucchiaio nelle fodere.
Infornate per 15-18 minuti. Non cuocere troppo.
Al termine verrà impostato il centro.
Raffreddare sul piano di lavoro fino a temperatura ambiente.
Quindi, conservare in frigorifero durante la notte o un minimo di 8 ore.

Valore nutritivo:
14 g di carboidrati netti 6,5 g di proteine 26,7 g di grassi
278 Cal.

Cheesecake con Mousse al Limone

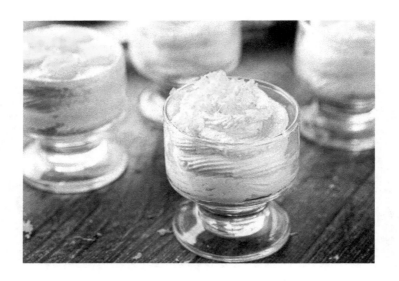

Porzioni: 2
Tempo di preparazione: 30 minuti

INGREDIENTI:

2 Succo di limone
25 tazza di crema di formaggio
8 oz. sale
125 cucchiaini. Stevia liquida al limone
1 cucchiaino. oa proprio piacimento
1 tazza di panna

DESCRIZIONE:

Usa un mixer per mescolare il succo di limone e la crema di formaggio fino a ottenere un composto omogeneo.
Aggiungere tutto il resto degli ingredienti e montare fino a ottenere un composto omogeneo.
Aggiungere in un piatto da portata e spolverare con un po 'di scorza di limone.
Metti in frigorifero fino a quando non sei pronto per gustarlo.

Valore nutritivo:
1,7 g di carboidrati netti 3,7 g di proteine 30 g di grassi 277 Cal.

Conclusioni

Spero di averti sorpreso con queste ricette e che siano state in grado di aiutarti da subito....

In questo libro di cucina ho cercato di includere le ricette più adatte ad un pubblico femminile e le ho divise in:

Colazione, Primi, Secondi e Dolci per cercare il più possibile di variare e non farti annoiare con le solite ricette....

Ci vediamo al prossimo Libro e ricordati ...

Mangiar bene per sentirsi in forma

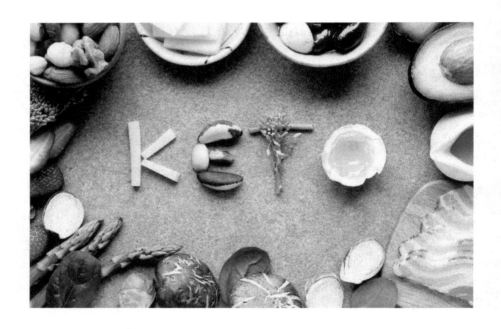

CPSIA information can be obtained
at www.ICGtesting.com
Printed in the USA
BVHW091725180621
609900BV00004B/825